BEI GRIN MACHT SICH IHR WISSEN BEZAHLT

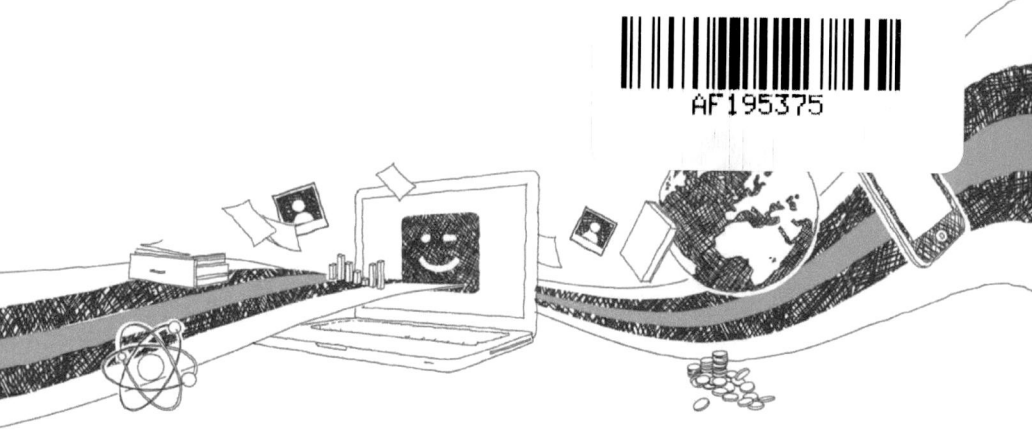

- Wir veröffentlichen Ihre Hausarbeit, Bachelor- und Masterarbeit

- Ihr eigenes eBook und Buch - weltweit in allen wichtigen Shops

- Verdienen Sie an jedem Verkauf

Jetzt bei www.GRIN.com hochladen und kostenlos publizieren

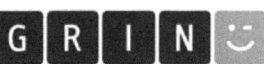

Christina Hoffmann

Frauenspezifische Suchtarbeit

Die Abhängigkeitsproblematik aus genderspezifischer Sicht

GRIN Verlag

Bibliografische Information der Deutschen Nationalbibliothek:

Die Deutsche Bibliothek verzeichnet diese Publikation in der Deutschen Nationalbibliografie; detaillierte bibliografische Daten sind im Internet über http://dnb.d-nb.de/ abrufbar.

Dieses Werk sowie alle darin enthaltenen einzelnen Beiträge und Abbildungen sind urheberrechtlich geschützt. Jede Verwertung, die nicht ausdrücklich vom Urheberrechtsschutz zugelassen ist, bedarf der vorherigen Zustimmung des Verlages. Das gilt insbesondere für Vervielfältigungen, Bearbeitungen, Übersetzungen, Mikroverfilmungen, Auswertungen durch Datenbanken und für die Einspeicherung und Verarbeitung in elektronische Systeme. Alle Rechte, auch die des auszugsweisen Nachdrucks, der fotomechanischen Wiedergabe (einschließlich Mikrokopie) sowie der Auswertung durch Datenbanken oder ähnliche Einrichtungen, vorbehalten.

Impressum:

Copyright © 2011 GRIN Verlag, Open Publishing GmbH
Druck und Bindung: Books on Demand GmbH, Norderstedt Germany
ISBN: 978-3-656-15619-2

Dieses Buch bei GRIN:

http://www.grin.com/de/e-book/190912/frauenspezifische-suchtarbeit

GRIN - Your knowledge has value

Der GRIN Verlag publiziert seit 1998 wissenschaftliche Arbeiten von Studenten, Hochschullehrern und anderen Akademikern als eBook und gedrucktes Buch. Die Verlagswebsite www.grin.com ist die ideale Plattform zur Veröffentlichung von Hausarbeiten, Abschlussarbeiten, wissenschaftlichen Aufsätzen, Dissertationen und Fachbüchern.

Besuchen Sie uns im Internet:

http://www.grin.com/

http://www.facebook.com/grincom

http://www.twitter.com/grin_com

Fachweiterbildung Psychiatrie

Facharbeit
Thema: Frauenspezifische Suchtarbeit
Die Abhängigkeitsproblematik aus genderspezifischer Sicht

von
Christina Hoffmann

Abgabedatum: 19.12.2011

Inhaltsverzeichnis

1. Einleitung 4
2. Was ist weiblich? - Die Sozialisation der Frau 4
3. Frauen und Abhängigkeit 9
   - 3.1 Einstiegswege in die Sucht 9
   - 3.2 Konsummuster / -verhalten 10
   - 3.3 Komorbidität 10
     - 3.3.1 Trauma und Sucht 11
   - 3.4 Schwangerschaft und Abhängigkeit 14
     - 3.4.1 Fetale Alkoholspektrum-Störung 15
     - 3.4.2 Das Neugeborenen-Entzugssyndrom 16
     - 3.4.3 Weitere Schädigungen durch Konsum in der Schwangerschaft 16
     - 3.4.4 Folgen für die Mutter 17
   - 3.5 Mutter sein und Abhängigkeit 17
4. Ausstieg aus der Abhängigkeit 20
   - 4.1 Frauen im Suchthilfesystem 20
   - 4.2 Wege ins Suchthilfesystem 20
   - 4.3 Hindernisse zum Zugang zum Suchthilfesystem 21
     - 4.3.1 Wie kann der Zugang zum Suchthilfesystem erleichtert werden? 22
   - 4.4 Stationäre Behandlung: Welche Angebote für Frauen sind sinnvoll und wie können diese umgesetzt werden? 23
     - 4.4.1 Die Haltung der Mitarbeiter 23
     - 4.4.2 Strukturelle Maßnahmen 26
     - 4.4.3 Maßnahmen der Pflege 26
5. Frauenspezifische Prävention 32
6. Fazit 33
7. Quellenverzeichnis: 35

„Man kommt nicht als Frau zur Welt, man wird es."

Simone de Beauvoir

1. Einleitung

In der hier vorliegenden Facharbeit möchte ich darauf eingehen, wie sich die Abhängigkeitserkrankungen von Frauen und Männern unterscheiden. Lebensweltlich bedingt erlernen Frauen ein anderes Rollenverhalten, welches sich auf die Entwicklung und den Verlauf einer Abhängigkeitserkrankung auswirken und auch den Ausstieg aus dieser beeinflussen. Aufgrund dieser Unterschiede kann ein frauenspezifisches Angebot sinnvoll sein. Außerdem möchte ich überlegen, wie solch ein Ansatz aussehen und im stationären Rahmen umgesetzt werden könnte. Ich werde mich mit den stoffgebundenen Abhängigkeiten beschäftigen, da die Ausweitung auf stoffungebundene Abhängigkeiten und Essstörungen den Rahmen dieser Facharbeit sprengen würde.

Auch wenn sich Frauen häufig, gerade wenn sie Kinder zu versorgen haben, lieber ambulant behandeln lassen, kann trotzdem eine stationäre Behandlung sinnvoll sein. Während bei einer ambulanten Therapie, z.B. in einer Suchtberatungsstelle mit therapeutisch geschulten Mitarbeitern oder bei einer Psychotherapie, die Einzelgespräche im Vordergrund stehen, können Frauen im stationären Setting auch von Begleittherapien (z.B. Musiktherapie, Ergotherapie, Körpertherapie usw.) profitieren. Sie kämen mit anderen Betroffenen in Kontakt, es besteht die Möglichkeit Erfahrungen auszutauschen und zu erleben, dass sie mit diesem Problem nicht alleine sind. Außerdem haben sie die Möglichkeit eine Auszeit von ihrem Alltag zu nehmen und die Zeit auf Station für sich zu nutzen, ohne sich beispielsweise um ihren Partner oder die Kinder kümmern zu müssen. Die stationäre Behandlung macht vor allem bei weniger stabilen Frauen Sinn, die mehr Unterstützung im Alltag brauchen. Außerdem kann hier auf Krisensituationen wie z.B. Suchtdruck sofort reagiert werden und entsprechende Strategien erarbeitet und erprobt werden. Gerade der körperliche Entzug ist ambulant schwer durchführbar, es mangelt an Angeboten hierfür und viele Betroffene berichten davon, dass sie einen geschützten Rahmen während dieser Phase hilfreich finden.

2. Was ist weiblich? - Die Sozialisation der Frau

Helga Bilden weist (vgl. Bilden & Dausien, 2006, S.47) darauf hin, das jedes Neugeborene entweder als Mann oder Frau kategorisiert wird, da das Bürgerliche Gesetzbuch nur diese vorsieht und es dadurch als männlich oder weiblich aufwächst. Gleichfalls geht sie davon aus, dass es keine geschlechtstypische Sozialisation gibt, die Frauen „weiblich" und Männer „männlich" werden lässt (vgl. Bilden & Dausien, 2006, S. 49).

Sie beschreibt weiter, dass die Geschlechtsidentität aus 3 Komponenten besteht:

1. (Selbst-)Zuordnung zu einer der beiden Geschlechterkategorien, in der Regel lebenslang gemäß der Geschlechtszuweisung bei der Geburt (sex)
2. Identifikation mit Geschlechtsnormen und -idealen, d.h. mit bestimmten Formen von Männlichkeit oder Weiblichkeit (gender)
3. sexuelle Präferenz, im Rahmen der „heterosexuellen Matrix"

(Bilden & Dausien 2006, S. 50 zitieren Butler)

Sozialisationsbedingungen:
Je nach Geschlecht des Kindes entstehen geschlechtsspezifische Rollenerwartungen. In den westlichen Ländern sind mit den **Geschlechterstereotypen** (Vorstellungen von Fähigkeiten, Interessen und Persönlichkeitsmerkmalen) für Frauen folgende Eigenschaften verbunden: ängstlich, empfindsam, sozial orientiert und warmherzig, während dem männlichen Stereotyp Eigenschaften wie aggressiv, ehrgeizig, selbstsicher und unternehmungslustig zugeschrieben werden. Diese Zuordnung findet man bei allen Personen, die für die Sozialisation von Bedeutung sind z.B. Eltern, ErzieherInnen, LehrerInnen, MitschülerInnen usw.. Diese typischen Vorstellungen beeinflussen z.b. die Einrichtung des Kinderzimmers, die Kleiderwahl und die Spielsachen die ein Kind bekommt. Auch wenn die angestrebten Erziehungsziele für beide Geschlechter meist die gleichen sind (z.B. hilfsbereit, selbstständig, intelligent, freundlich) scheint doch die Toleranz gegenüber Abweichungen zu variieren (vgl. Trautner in Bildner & Dausien, 2006, S. 110, 111).

Auch werden die beiden **Geschlechter unterschiedlich behandelt**. Zum einen kann dies bedeuten, dass man sich Jungen und Mädchen gegenüber unterschiedlich verhält (z.B. Eltern tollen mehr mit Jungen herum als mit Mädchen), zum anderen wird gleiches Verhalten unterschiedlich beantwortet (ein Mädchen das mit Puppen spielt wird gelobt, ein Junge der dies tut ausgelacht). In einer Studie von Lyott/Romney (1991) hat sich gezeigt, dass Mädchen häufiger häusliche Aufgaben und Kinderbetreuung übertragen werden, während Jungen eher außerhäusliche Aufgaben (Füttern und Hüten von Tieren) aufgetragen werden (vgl. Trautner in Bilden & Dausien, 2006, S. 111, 112).

Die Sozialisation wird auch durch weibliche und männliche Verhaltensmodelle in der **sozialen Umwelt** beeinflusst. Es wird gelernt, geschlechterangemessenes und -unangemessenes Verhalten zu unterscheiden, indem unterschiedliche Häufigkeiten und Konsequenzen eines Verhaltens bei weiblichen und männlichen Individuen wahrgenommen und verarbeitet werden. So erhalten Kinder auch schon Informationen über das im Erwachsenenalter von ihnen erwarteten Verhalten, z.B. der Arbeitsteilung in

Beruf und Familie.

„Suchtentstehung hat mit den individuellen Erfahrungen eines Menschen zu tun, mit den Lernprozessen und seiner Lebenssituation. In diesen Bereichen existieren geschlechtsspezifische Unterschiede" (Singerhoff, 2002, S. 37).

Auf den ersten Blick scheinen die Entwicklungsaufgaben (wie z.b. eine Identität entwickeln, selbstständig werden, eine Zukunftsperspektive finden und eine erfüllte Sexualität zu leben) für Mädchen und Jungen gleich zu sein. Aber diese Aufgaben scheinen inhaltlich für die Geschlechter etwas anderes zu bedeuten, außerdem bekommen sie während ihres Sozialisierungsprozesses verschiedenes „Werkzeug" mit auf den Weg (Singerhoff, 2002, S.37).

Jungen werden von Anfang an durch Spielformen und Spielmaterial dazu angeregt sich körperlich zu bewegen. Sie erfahren ihren Körper und ihre Fähigkeiten, lernen, dass er trainierbar und beherrschbar ist und sie ihn zur Durchsetzung ihrer Wünsche einsetzen können. Mädchen werden eher bei feinmotorischen, ruhigeren Aktivitäten gefördert. Sie zeigen etwa ab dem siebten Lebensjahr andere Umgangsformen mit sich selbst als Jungen. Sie spielen eher ruhiger und aufeinander bezogen. Sie lernen weniger die Fähigkeiten ihres Körpers kennen und diese zu erproben um sich so durchzusetzen oder ihre Gefühle auszudrücken. Während Jungen mithilfe ihres Körpers aktiv nach außen reagieren, reagieren Mädchen eher passiv innerhalb ihres Körpers. Wie die Sozialisationsforschung bewiesen hat, reagieren Mädchen deutlich häufiger mit psychosomatischen Beschwerden auf Belastungen, Anspannung und Angst. Jungen sind eher in der Lage diese Gefühle durch körperliche Aktivität und Aggressivität nach außen hin zu verarbeiten. Auch wenn diese Verhaltensweisen sicher nicht immer angemessen sind, haben sie den Vorteil, dass Jungen nicht so stark unter psychischem und körperlichen Druck stehen, auf den Mädchen langfristig mit einem erhöhten Medikamentenkonsum reagieren können. Im wesentlichen wird das Gefühl zum Körper durch die Beziehung zum eigenen Geschlecht beeinflusst. Mädchen bekommen Bestätigung eher dadurch, dass die ein hübsches, liebenswertes, artiges oder kluges Kind sind als durch ihre Geschlechtlichkeit. Das Mädchen kann sich auch von seiner Wahrnehmung noch keinem Geschlecht zuordnen. Es hat weder das Geschlecht des Vaters oder des Bruders, aber auch noch nicht die weiblichen Formen der Mutter. Erst mit der Pubertät lernen die Mädchen ihren Körper kennen und erlangen Wissen über die Funktionen der Geschlechtsorgane. Die eigene Geschlechtlichkeit wird eher im Zusammenhang mit Problemen und Gefahren wahrgenommen: ihnen wird gesagt, dass sie aufpassen müssen, weil es Gefahren für sie gibt, ihnen jemand wegen ihrem

Geschlecht etwas antun könnte. So lernen sie, dass sie auf den Schutz anderer angewiesen sind. In der Pubertät erfahren die Mädchen, dass sie Anerkennung erhalten, wenn sie attraktiv, weiblich und sexuell interessant wirken. Allerdings orientieren sie sich hierbei an den Maßstäben anderer Personen (z.b. Freund, Vater oder Chef), um auf deren Anerkennung nicht verzichten zu müssen und nicht an ihren eigenen. Diese mangelnde Vertrautheit mit ihrem eigenen Körper bedeutet eine Behinderung die eigenen Bedürfnisse wahrzunehmen, zu spüren und danach zu handeln. Viele Mädchen erleben Sexualität unter fremder Regie, sie befriedigen Bedürfnisse nach Nähe, Zärtlichkeit und Geborgenheit über Sexualität mit dem Partner. Bei Mädchen werden Autonomiebestrebungen in der Regel mehr unterbunden als bei Jungen. Die Selbstständigkeit wird in Bezug auf die Wahrnehmung eigenen Bedürfnisse und deren Befriedigung weniger gefördert als in Bezug auf die eigene Versorgung. Dies trifft natürlich nicht für alle Mädchen zu, zeigt aber noch immer vorhandene Tendenzen auf. Dies kann für die Ich-Identität und das Selbstwertgefühl für ein Mädchen bedeuten, (1) dass es ein unklares, unsicheres und manchmal auch ablehnendes Gefühl zu seinem Körper entwickelt, (2) es kann das Gefühl entstehen, nicht zu wissen was richtig für das Mädchen selbst ist, aber auch nicht die Macht und die Kraft zu haben das Leben umzugestalten um mehr Zufriedenheit zu haben und (3) kann sich das Gefühl entwickeln, Wertschätzung der eigenen Person nur durch andere erfahren zu können und somit in den Beziehungen zu ihnen abhängig zu sein (vgl. Singerhoff, 2002, S. 38-40).

In der Pubertät werden Mädchen und Jungen nun mit den Erwartungen an die Erfüllung ihrer Rolle als Frau oder Mann konfrontiert. Mädchen erleben hierbei, (1) dass Frauen weniger soziale Anerkennung bekommen als Männer. Ihre Arbeit wird niedriger bewertet und besteht oft in Dienstleistungen für andere, (2) dass Jungen und Männer, unabhängig von den tatsächlichen Fähigkeiten, von vornherein mehr zugetraut wird und (3), dass ihr Lebensentwurf darin bestehen soll, im Beruf Durchsetzungskraft, Entscheidungsfähigkeit und Stärke zu zeigen, während sie für die Partnerschaft und die Familie da sein und ihre „weiblichen Fähigkeiten" wie Fürsorge, Helfen, Trösten, Zusammenhalten einsetzen sollen. Diese Doppelbelastung wird von den meisten Mädchen akzeptiert, sie äußern den Wunsch, später eine Familie haben zu wollen, aber auch berufstätig zu sein. Dies bedeutet einen erhöhten Bedarf an Arbeitsenergie, aber auch das Tragen von Verantwortung für die Umgestaltung des Rollenverständnisses und der Rollenverteilung, da noch ca. 80% der Männer das Modell „die Frau bleibt zu Hause, der Mann geht arbeiten" befürworten (vgl. Singerhoff, 2002, S. 41, 42).Diese Umstände haben letztendlich auch Auswirkungen auf die Abhängigkeit von Suchtmitteln.

„Abhängigkeit (nicht nur die Suchtmittelabhängigkeit) ist alltägliches Erleben und Erfahren von Frauen, ist ihr Alltag. In unserem Leben herrschen „Sucht und Ordnung"!"
(Merfert-Diete & Soltau, 1984, S. 9)

3. Frauen und Abhängigkeit

3.1 Einstiegswege in die Sucht

Mädchen oder Frauen haben oft unterschiedliche Einstiegswege in die Sucht. So kommen Mädchen häufig über ihren Partner mit Suchtmitteln in Kontakt. Wenn sie selbst noch nicht abhängig sind, versuchen sie ihren Freund zu „retten". Dadurch, dass sie helfen wollen, kommen sie, durch diese positiv bewertete Eigenschaft, mit dem Thema Drogen in Kontakt. Häufig nehmen die Mädchen selbst Schaden dadurch, dass sie glauben ihre Liebe sei stärker als die Droge, weil sie ihre eigenen Bedürfnisse zum Wohl des Partners zurückstellen (vgl. Singerhoff, 2002, S. 56).

Mädchen konsumieren Suchtmittel auch dazu, dem gängigen Schönheitsideal zu entsprechen. So wird versucht soziale Anerkennung durch einen schlanken Körper zu gewinnen. Wenn Diäten fehlschlagen, werden die Substanzen benutzt um Gewicht zu verlieren. Deshalb treten Essstörungen und Abhängigkeit bei Mädchen immer häufiger gemeinsam auf (vgl. Singerhoff, 2002, S. 56).

Mädchen benutzen in der Tanzszene die gängigen Partydrogen, um durch das Tanzen ihre Weiblichkeit auszudrücken. Diese Drogen werden als normal erlebt, haben ein „weiches" Image. Durch den Konsum psychoaktiver Substanzen können die Mädchen sich so fühlen wie sie sein wollen: selbstbewusst, cool, guter Laune und schlagfertig. So entsprechen sie dem aktuellen Mädchenbild (Singerhoff, 2002, S. 57).

Auch die Frauenrolle kann bei dem Einstieg in die Sucht eine Rolle spielen. Der Konsum kann, in manchen Fällen, als Abgrenzung der weiblichen Normalität gesehen werden, als Versuch nur nicht so zu werden und zu leben wie die eigene Mutter. Aber gerade abhängige Frauen, deren Kindheit durch Gewalt geprägt ist, wünschen sich häufig gerade diese normale Frauenrolle (vgl. Singerhoff, 2002, S. 46, 47).

Nach Aussagen von Abhängigen Mädchen und Frauen, steht der Konsum in Zusammenhang mit folgenden Empfindungen: (1) dem Gefühl innerer Leere, (2) dem Gefühl von Unsicherheit und Machtlosigkeit in Bezug auf die Gestaltung des eigenen Lebens, (3) dem Gefühl, ohne die Anerkennung des Partners nicht leben zu können und (4) dem Fehlen einer sicheren, positiv ausgerichteten Geschlechtsidentität (vgl. Singerhoff, 2002, S. 43).

Auch wird Mädchen oft schon frühzeitig vermittelt, dass Tabletten einem dabei helfen können, weiter zu funktionieren. So bekommen sie schon in der Pubertät Medikamente, die z.B. gegen Menstruationsbeschwerden helfen um trotz diesen Beschwerden weiter zur Schule oder Ausbildung gehen zu können, sich nicht krankmelden zu müssen.

3.2 Konsummuster / -verhalten

Frauen konsumieren in der Regel vorsichtiger und risikoärmer als Männer. Im Bereich des weichen oder gemäßigten Konsums unterscheiden sich Männer und Frauen kaum, je härter die Substanz, desto mehr Männer sind unter den Konsumierenden. Der Anteil von Frauen unter den Drogentoten ist mit 15% (verglichen mit ihrem Anteil in der Szene von 30-40%) eher gering. Dies wird auch darauf zurückgeführt, dass Frauen risikoärmer und besser sozial integriert konsumieren. Auch der Familienstand scheint einen Einfluss auf den Konsum zu haben. Der Anteil allein oder getrennter lebender und geschiedenen Frauen ist bei Alkoholikerinnen auffallend hoch. Vier Mal so viele Alkoholikerinnen wie Alkoholiker haben alkoholkranke Partner. Frauen nutzen psychoaktive Substanzen häufig, um ihr Befinden zu manipulieren. Wenn Frauen jedoch beginnen härtere Drogen zu nehmen und exzessiver zu konsumieren, so hat dies meist gravierendere Ursachen und Konsequenzen als bei Männern (vgl. Singerhoff, 2002, S. 43, 44).

Oft wird Sucht als ein linearer Prozess gesehen, man beginnt mit kontrolliertem bzw. normalem Konsum der sich dann steigert und im abhängigen Missbrauch endet. Singerhoff (2002, S. 45) weist aber darauf hin, dass die Geschichten abhängiger Frauen oft nicht in dieses Schema passen. Häufig verhalten sich abhängige Frauen unauffälliger und kontrollierter als Männer. Sie können, mehr als Männer, auch ohne Unterstützung des Suchthilfesystems wieder abstinent werden, trotzdem besteht natürlich die Gefahr eines Rückfalls.

„Substanzabhängige Frauen sind in vielen Fällen auch in Beziehungsabhängigkeiten verstrickt. Dazu kommt, dass die weibliche Normalität Abhängigkeit in sich trägt" (Singerhoff, 2002, S. 45, 46).

Auch sexuelle Gewalt oder andere traumatische Erfahrungen zählen zu den frauenspezifischen Ursachen für eine Abhängigkeit. Darauf werde ich im folgenden Abschnitt näher eingehen.

3.3 Komorbidität

„Grundsätzlich kann jede psychische Erkrankung zu einer Abhängigkeit führen, aber auch als Folge einer Abhängigkeit auftreten. Es ist bekannt, dass einem großen Teil der Abhängigkeitserkrankungen eine psychische Störung zugrunde liegt, die dem/der Betroffenen selbst oft verborgen ist. In vielen Fällen ist die Sucht als der fehlgeschlagene Versuch, die eigenen Probleme zu bewältigen und den Anforderungen nachzukommen, zu verstehen (Eisenbach-Stangl, Lentner & Mader, 2005, S. 92, 93).

Das bedeutet, dass wir in es in vielen Fällen nicht mit Menschen zu tun haben, die „nur" eine Abhängigkeitsproblematik aufweisen, sondern es erforderlich ist auch eventuelle weitere Probleme mit in die Behandlung einzubeziehen.

„Mädchen und Frauen entwickeln bei Problemen – eher als Jungen – psychosomatische Verarbeitungsformen. Wurde das früher durch Schlaf- und Schmerzmittel eher gedämpft, so treten heute durch die Zunahme von Cannabis und Amphetaminen die psychischen Störungen viel deutlicher hervor. Besonders auffällig ist das im Zusammenhang mit Autoaggression (z.B. Sich-selbst-Verletzen, Schneiden) und bei Angststörungen (Singerhoff, 2002, S. 57).

Im folgenden Abschnitt möchte ich auf das Thema Trauma und Sucht eingehen und aufzeigen, wie schon während der Entzugsbehandlung unterstützende Maßnahmen begonnen werden können, wenn auch andere vorhandene Störungen miteinbezogen werden.

3.3.1 Trauma und Sucht
<u>Was ist ein Trauma?</u>

Fischer und Riedesser (in: Schay & Liefke, 2009, S. 51, 52) definieren ein psychisches Trauma als „vitales Diskrepanzerlebnis zwischen bedrohlichen Situationsfaktoren und den individuellen Bewältigungsmöglichkeiten, das mit Gefühlen von Hilflosigkeit und schutzloser Preisgabe einhergeht und so eine dauerhafte Erschütterung von Selbst- und Weltverständnis bewirkt."

<u>„Ursachen von Traumata:</u>
- natural desaster (Naturkatastrophen)
- technical desaster an another major adverse events (Unfälle etc. durch technisches Versagen)
- man made desaster (von Menschen zugefügte Schädigungen)

<u>Modi von Traumata:</u>
- viktimisierendesTrauma (z.B. Gewalt in lebensbedrohlichem Ausmaß)
- deprivatives Trauma (z.B. deprivative Lebenserfahrungen in den ersten zehn Lebensjahren)
- partizipatives Trauma (z.B. das Beobachten oder das unmittelbare Beteiligtsein an den verschiedenen Formen von Traumatisierungen)
- kollektives Trauma (z.B. Extremerfahrungen bei Gruppenentführungen, partizipative Gewalterfahrungen bei Folter, Kriegserfahrungen → das Erleben von Genozid-Handlungen)
- sekundäres Traumata (indirekte traumaforme Belastung) (z.B. die psychische Belastung der Helfer von Traumatisierten, die nach einiger Zeit ähnliche Symptombilder wie partizipativ Traumatisierte entwickeln)

<u>Typen von Traumata:</u>
- singuläre Traumata (d.h. einmalig auftretende Extremerfahrungen)
- prolongierte oder persistierende Traumata (d.h. Extrembelastungen, die über längere Zeiträume intermittierend oder mit andauernder Wirkung das

Individuum unter traumatischen Streß bringen)
- serielle Traumata (d.h. „Menschen sind über längere Dauer oder die gesamte Lebensspanne, anhaltend oder intermittierend, mehreren unterschiedlichen Formen von Traumatisierungen ausgesetzt, seriell unter Überforderung und Extrembelastung geraten, Ressourcenlagen immer wieder akkumulativ überschritten werden, so daß sich sog. „serielle oder kumulative Traumatisierungskarrieren ergeben – ohne protektive Entlastungen, die eine Resilienzbildung fördern könnte – die dann den Typ der sog. „komplexen Traumatisierung" hervorbringen"
(Schay & Liefke, 2009, S. 53, 54 zitieren Petzold & Osten).

„In einer der ersten amerikanischen Studien zum Thema Trauma und Sucht im Leben von Frauen gaben 74% der süchtigen Frauen an, sexuell missbraucht worden zu sein, 52% berichten von körperlicher und 72% von emotionaler Misshandlung" (Covington in Gahleitner & Gunderson, 2008, S. 21).

.

Sucht als Folge von Traumatisierungen
Abhängige sind häufig schon in der Kindheit durch Deprivation, sexuelle Gewalt, körperliche oder emotionale Misshandlungen geprägt. Aber auch während der Zeit des Drogenkonsums kann es zu erneuten Traumatisierungen kommen, z.B. durch Prostitution, Gewalt und Inhaftierung. Es zeigt sich, dass die Betroffenen, die in der Kindheit Traumata erlebt haben, in ihrem Lebensverlauf physischer und sexueller Gewalt häufiger ausgesetzt waren als andere (vgl. Schay & Liefke, 2009, S. 42, 43).

Sucht als komorbide Störung:
„Eine Posttraumatische Belastungsstörung wird in der Regel von einer komorbiden Störung begleitet. Es handelt sich vor allem um affektive Störungen, Angststörungen, schädlichen Gebrauch von Substanzen und Abhängigkeitserkrankungen (vgl. Schay & Liefke, 2009, S. 40 zitieren Boos).
Nach Meinung mehrerer Autoren, kann es sich bei dem Konsum von Suchtmitteln um einen Selbstheilungsversuch der Betroffenen handeln, sie versuchen z.B. die Symptome einer Posttraumatischen Belastungsstörung (PTBS) zu reduzieren. Doch kann der Konsum über eine längere Zeit diese Symptome verstärken und zu weiteren Beeinträchtigungen führen, die wiederum mit einer Steigerung des Konsums bekämpft werden (vgl. Schay & Liefke, 2009, S. 40).
Ein traumatisches Ereignis wird mitunter nicht sofort als solches erkannt, weil Gewalt als normal empfunden wird. Frauen, die früher aufgrund ihrer vielen Rückfälle als „untherapierbar" galten, wurden nun als Traumatisierte erkannt, die so versuchen ihr

traumabedingtes Leiden zu bekämpfen (Covington in Gahleitner & Gunderson, 2008, S. 31).

Wenn man den Konsum als Selbstheilungsversuch versteht, muss man auch bedenken, dass durch einen körperlichen Entzug diese, die Symptome dämpfenden, Mechanismen wegfallen. Die Betroffenen haben nicht nur mit ihren Entzugssymptomen zu kämpfen, unter Umständen erleiden sie auch Zustände der Übererregung, Schlafstörungen, Intrusionen usw.. Zum einen ergibt sich hieraus das Problem, dass Symptome erst einmal zugeordnet werden müssen, z.b. können Schlafstörungen durch den Entzug auftreten, sie könnten aber auch durch eine PTBS ausgelöst werden. Es ist wichtig, dass Frauen in dieser Phase auch bezüglich ihres Traumas behandelt werden, um andere Strategien im Umgang mit Symptomen einer PTBS zu finden.

Covington weist (in Gahleitner & Gunderson, vgl 2008, S.8) darauf hin, dass in der Vergangenheit die Behandlung von Drogenmissbrauch auf einen einzigen Fokus ausgerichtet war: TherapeutInnen würden sich lediglich auf das Suchtproblem konzentrieren, sie gehen davon aus, andere Probleme würden sich im Laufe der Zeit entweder von selbst lösen oder später von einem Spezialisten bearbeitet werden.
Nur wie soll eine Frau, die unter stark beeinträchtigenden Symptomen leidet, diese ohne die vielleicht einzige ihr bekannte, oder als umsetzbar erscheinende Strategie dagegen umgehen? Daher wäre es wichtig, eventuell schon vor Beginn eines Entzuges, oder aber spätestens während dessen, andere Strategien zur Bewältigung zu lernen.
Die Psychiaterin Judith Hermann entwickelte ein Drei-Stufen-Modell zur Genesung von Traumata. Es besteht aus (1) Sicherheit, (2) Erinnern und Trauern und (3) Wiederanknüpfung.

(1) Sicherheit
Sie beschreibt, dass Frauen, die sich wegen einer Suchtmittelabhängigkeit in Behandlung begeben, meist in dieser Stufe befinden. Wichtig hierbei ist es ein sicheres Umfeld zu gestalten um den Genesungsprozess beginnen zu können. Es muss dafür gesorgt werden, dass angemessene Grenzen zwischen Klientinnen und Mitarbeitern herrschen. Wenn Betroffene sich noch immer in einer Situation befinden in der sie z.B. von häuslicher Gewalt bedroht sind, ist es wichtig, ihnen Informationen bereitzustellen, z.B. über Frauenhäuser oder Telefonnummern von Gewaltberatungsstellen. Selbstberuhigende Maßnahmen müssen vermittelt werden, um über andere Strategien gegen Ängste und Depressionen zu verfügen als nur den Konsum. Außerdem können Frauengruppen

Sicherheit vermitteln. So haben Betroffene die Möglichkeit über sensible Themen ohne Anwesenheit von Männern zu sprechen. Sie hält auch 12-Schritte-Programme für angemessen, da diese sich in einem unterstützenden und gut strukturiertem Umfeld mit dem Selbstmanagement im Hier und Jetzt auseinandersetzen (vgl. Covington in Gahleitner & Gunderson, 2008, S. 32, 33).

Dies ist die Stufe, die uns in unserer stationären Pflege am meisten beschäftigen wird. Zum einen wird es eine lange Zeit brauchen, bei traumatisierten Frauen ein Gefühl von Sicherheit zu erreichen, außerdem sollten diese Maßnahmen bis zur Stabilisierung des Suchtmittelkonsums durchgeführt werden. Auf die konkreten Maßnahmen, die wir in unserer Arbeit umsetzen können, gehe ich unter 4.5.3 näher ein.

Für die beiden folgenden Schritte ist es wichtig, schon während der stationären Behandlung geeignete fortführende Maßnahmen zu planen und zu organisieren. Es müsste darauf geachtet werden, dass eine im Anschluss geplante Langzeittherapie auch die Möglichkeit hat, dieses Thema weiter zu bearbeiten. Falls keine weitere stationäre Therapie geplant ist, könnten schon frühzeitig Termine für eine ambulante Nachbehandlung vereinbart werden, z.B. bei einem Psychotherapeuten, um die Wartezeit gering zu halten und somit die Chance zu erhöhen, dass die Behandlung auch nach der Entlassung fortgeführt wird.

(2) Erinnern und Trauern

Diese zweite Stufe, die beginnt, wenn sich die Frau in der Suchtmittelbehandlung stabilisiert hat, konzentriert sich auf die Ereignisse in der Vergangenheit. Dazu gehört die Möglichkeit über das Trauma der Vergangenheit zu sprechen und um das ehemalige Selbst zu trauern, das durch dieses zerstört wurde. Den Frauen wird in dieser Phase häufig bewusst, was sie eigentlich verloren haben. Gerade in dieser Phase muss mit Rückfällen gerechnet werden, diesen kann man durch vorausschauendes Planen und dem Einsatz von selbstberuhigenden Techniken aber entgegenwirken.

(3) Wiederanknüpfung

Hier geht es darum, ein neues Selbst und eine neue Zukunft zu erschaffen. Für manche Frauen kann die Erreichung dieser Stufe Jahre dauern.

3.4 Schwangerschaft und Abhängigkeit

Abhängige Frauen haben durch ihren Drogenkonsum, schlechte Ernährung und einen unregelmäßigen Lebensrhythmus häufig keinen regelmäßigen Menstruationszyklus mehr.

Aber auch ohne Regelblutung kann es zu einer Schwangerschaft kommen, die dann häufig erst spät erkannt wird (vgl. Nagel & Siedentopf, 2006, S. 7). Wird eine Frau ungewollt schwanger, zieht sie evtl. einen Schwangerschaftsabbruch in Erwägung. Sollte sich eine Frau für diese Lösung entscheiden, ist es wichtig, dass sie auf dieses belastendes Ereignis vorbereitet wird und auch danach noch Hilfestellung erhält. Auch ist die Möglichkeit einer Adoption gegeben, hier kann der frühe Kontakt zu einer Adoptionsvermittlungsstelle hilfreich sein.

Wenn Frauen in der Schwangerschaft Suchtmittel konsumieren, kann das zum Teil gravierende Folgen für die Kinder haben. In diesem Kapitel möchte ich kurz auf zwei Störungen näher eingehen, die Fetale Alkoholspektrum-Störung und das Neugeborenen-Entzugssyndrom.

3.4.1 Fetale Alkoholspektrum-Störung

Die Fetale Alkoholspektrum-Störung (Fetal Alcohol Spectrum Disorders, FASD) ist ein Überbegriff für die Diagnosen

- Fetales Alkoholsyndrom (FAS)

- Alkoholbedingte neurologische Entwicklungsstörung (Alcohol Relatet Neurodevelopmental Disorder, ARND)

- Alkoholbedingte Geburtsschäden (Alcohol Relatet Birth Defects, ARBD)

- Fetale Alkoholeffekte (Partial Fetal Alcohol Syndrome, PFAS)

Beim Fetalen Alkoholsyndrom liegen Auffälligkeiten in den Bereichen Wachstumsverzögerung, Dysmorphiezeichen und Dysfunktionen des zentralen Nervensystems vor.

Die Diagnose ARND wird nur bei gesichertem Alkoholkonsum der Mutter während der Schwangerschaft gestellt. Es sind nur Dysfunktionen des zentralen Nervensystems vorhanden, körperliche Anzeichen fehlen.

Das ARBD zeigt sich durch Dysmorphiezeichen und ggf. Missbildungen im Skelett- und Organsystem.

Diagnostiziert werden Fetale Alkoholeffekte, wenn in zwei der genannten Bereiche Auffälligkeiten vorliegen, also zu den Dysmorphiezeichen eine Wachstumsminderung oder eine Dysfunktion des zentralen Nervensystems vorhanden sind (vgl. Becker-Klingler, 2007).

3.4.2 Das Neugeborenen-Entzugssyndrom

Das Neonatale Abstinenzsyndrom (NAS) manifestiert sich bei Neugeborenen deren Mütter in der Schwangerschaft Opiate konsumiert haben ca. 12-72 Stunden nach der Geburt. Die Kinder zeigen neurologische Auffälligkeiten (Tremor, Krämpfe), vegetative Symptome (Schwitzen, Tachycardie), gastrointestinale Störungen wie Durchfälle und Trinkschwierigkeiten und Respiratorische Symptome in Form von Schniefen und Tachypnoe (vgl. Müller & Schmölzer, 2007).

Diese Symptome entsprechen denen eines Opiatentzuges bei Erwachsenen.

Die Stärke des Entzugs wird nach einem international gebräuchlichen Beurteilungssystem, dem NAS-Beurteilungsbogen nach Finnegan, weitgehend objektiv eingeschätzt (vgl. Nagel & Siedentopf, 2006, S. 40).

3.4.3 Weitere Schädigungen durch Konsum in der Schwangerschaft

Außer den bisher beschriebenen sind noch folgende Störungen bekannt:

• Kokain kann während der Schwangerschaft zu Früh- oder Totgeburten führen. Weitere Folgen können gravierende Reifungs- und Wachstumsstörungen des Fötus und / oder Fehlentwicklungen des Gehirns und anderer Organe sein. (vgl. Singerhoff, 2002, S. 135)

• Kinder von Müttern, die Barbiturate oder Benzodiazepine konsumieren haben nach der Geburt häufig eine auffallend schlaffe Muskulatur, es können Epilepsien auftreten, selten kommt es zu Lippen-Kiefer-Gaumen-Spalten. Eine Gefahr für das ungeborene Kind stellt auch die erhöhte Unfallgefahr der Mutter durch die Wirkung oder den Entzug dar (Singerhoff, 2002, S. 153) Auch Entzugserscheinungen sind bei Neugeborenen deren Mütter Benzodiazepine konsumiert haben möglich (vgl. Singerhoff, 2002, S. 203).

• Kinder rauchender Mütter kommen mit einem verminderten Geburtsgewicht auf die Welt, zeigen Wachstumsveränderungen und verminderte Organgewichte von Gehirn, Lunge und Nieren. Auch ist das Risiko eines plötzlichen Kindstod durch Nikotin in der Schwangerschaft erhöht.

• Die Wirkungen der verschiedenen Medikamentengruppen in der Schwangerschaft wie z.B. Appetitzügler, Antidepressiva, Migränemittel und Neuroleptika sind nicht genau untersucht, da es keine Versuche mit Schwangeren gibt. Die Erkenntnisse beruhen immer auf rückblickender Betrachtung. Daher sollten die meisten Medikamente nicht in der Schwangerschaft eingenommen werden (Singerhoff, 2002, S. 203).

• Auch große Mengen Koffein können während der Schwangerschaft zu einem erhöhten Risiko für Fehlgeburten oder Missbildungen des Kindes führen.

3.4.4 Folgen für die Mutter

Die Folgen die bei Kindern auftreten, deren Mütter während der Schwangerschaft Suchtmittel konsumiert haben, sind vielfach beschrieben. Jedoch gibt es kaum Literatur dazu, wie sich die Situation einer Schwangerschaft bei einer anhängigen Frau auswirkt. Der Gedanke, durch den Konsum sein Kind in Gefahr zu bringen, gleichzeitig aber in der momentanen Situation den Konsum vielleicht nicht beenden zu können, muss für die Frauen einen großen emotionalen Konflikt bedeuten. Gerade in dieser so schwierigen Situation wäre eine kontinuierliche Unterstützung sinnvoll. Laut den Richtlinien den Bundesärztekammer zur Durchführung der substitutionsgestützen Behandlung Opiatabhängiger dient die Substitution auch „...der Verringerung der Risiken einer Opiatabhängigkeit während der Schwangerschaft und nach der Geburt. Bei bestehender Schwangerschaft ist die Substitutionstherapie die Behandlung der Wahl, um Risiken für Mutter und Kind zeitnah zu vermindern und adäquate medizinische und soziale Hilfemaßnahmen einzuleiten." (Hessenauer, 2010, S.512). So hätten die Frauen den regelmäßigen Kontakt zu ihrem substituierenden Arzt, außerdem die vorgeschriebene psychosoziale Substitutionsbegleitung und es könnten weitere Hilfemaßnahmen eingeleitet werden.

Kommen schwangere Frauen in dieser Situation in stationäre Behandlung, z.B. um eine Beikonsumentgiftung zu machen, ergibt sich daraus für die Pflege ein spezielles Aufgabengebiet. Darauf gehe ich unter 4.5.3 näher ein.

3.5 Mutter sein und Abhängigkeit

Gerade für opiatabhängige Frauen, die sich in der Drogenszene bewegen ist es besonders schwer sich um ihre Kinder zu kümmern. Der Ausstieg aus der Szene wird durch ein Kind meist nicht geschafft. Singerhoff schreibt: „Gelingt es einer heroinabhängigen Frau nicht, sich ganz allein, nur für sich selbst, dafür zu entscheiden, ohne Drogen zu leben, ist ein Kind in den seltensten Fällen Motiv genug, um aufzuhören" (2002, S. 131). Weiter beschreibt sie die Spannung in der diese Frauen leben: sie leiden unter Schuldgefühlen und Versagensängsten, diese werden durch erneuten Konsum kompensiert. Außerdem leben sie häufig in destruktiven Beziehungen damit sie ihr Kind nicht alleine großziehen müssen (vgl. Singerhoff, 2002, S. 131).

Abhängige Frauen, gerade wenn sie sich in der illegalen Drogenszene bewegen, müssen wenn sie mit dem Gesetzt in Konflikt kommen, auch mit einem Entzug des Sorgerechts rechnen. Außerdem erleben sie wie wenig sie ihre Kinder vor den Gewaltstrukturen der Szene schützen können. Der Druck, nicht auffällig zu werden erhöht sich, da sie für ihr

Kind funktionieren müssen. Sie gehören, über ihr Kind, der „normalen Welt" an, müssen sich aber wegen ihrer Abhängigkeit weiter in der Drogenszene bewegen. Die Angst vor negativen Folgen kann diese Frauen daran hindern, sich Hilfe zu holen. Durch den isolierten Status drogenabhängiger Mütter geraten diese Frauen immer weiter in die Isolation, sie erleben, dass sie auch über ihr Kind keine Akzeptanz erreichen (vgl. Singerhoff, 2002, S. 130).

„In jeder Krise liegt die Chance der Wiedergeburt, die Chance, sich selbst als Individuum neu zu erkennen und die Veränderung zu wählen, die uns zum Wachstum und zur Vervollständigung verhilft."

(Nena O´Neill)

4. Ausstieg aus der Abhängigkeit
4.1 Frauen im Suchthilfesystem

Es begibt sich nur ein kleiner Teil suchtkranker Frauen in Behandlungsprogramme. Studien belegen, dass Frauen in solchen Einrichtungen unterrepräsentiert sind. Hier möchte ich auf die möglichen Ursachen eingehen und wie man diesen entgegenwirken könnte.

Von vielen Wissenschaftlern wurden die geschlechtsspezifischen Unterschiede als vernachlässigbar eingeschätzt, da die weibliche Physiologie komplexer darstellt als die der Männer, und durch das Steroetyp, dass Abhängigkeit ein hauptsächlich männliches Problem wäre (vgl. Eisenbach-Stangl, Lentner, Mader, 2005, S. 239).

Deswegen werden substanzbezogene bzw. pharmakologische Fragestellungen in der Medizin hauptsächlich an Männern untersucht. Bei Frauen muss eine mögliche Gravidität, eine höhere Multimorbidität im Alter und der komplexere hormonelle Status berücksichtigt werden. Dadurch wären größere Stichproben notwendig, was die Kosten im Pharmabereich erhöhen würde (vgl. Eisenbach-Stangl, Lentner & Mader, 2005, S. 240).

Brosch (vgl. in Eisenbach-Stangl, Lentner & Mader, 2005, S. 147, 148) beschreibt die Vorteile reiner Fraueneinrichtungen, viele Frauen hätten Erfahrungen mit sexueller Gewalt und Prostitution. Diese Einrichtungen könnten diesen Frauen Schutz und eine Unterbrechung der Gewalt bieten. Dadurch seien die Frauen vor weiteren Übergriffen geschützt und könnten sich auf die Therapie konzentrieren. Allerdings weist die auch darauf hin, dass es Europa an solche Angeboten mangelt und bestehende Einrichtung nicht immer auf den tatsächlichen Bedarf abgestimmt seien. Dies sei aber nicht Folge einer mangelnden Wahrnehmung des Bedarfs, sondern vielmehr finanzielle und strukturelle Probleme.

4.2 Wege ins Suchthilfesystem

Frauen suchen meist dann Hilfe, wenn sich für sie soziale oder medizinische Probleme ergeben (vgl. Eisenbach-Stangl, Lentner & Mader, 2005, S. 248).

Während Männer häufig wegen juristischer Probleme eine Behandlung beginnen, so motiviert Frauen häufig die Sorge um ihre Kinder oder andere Nahestehende. Im mehreren EU-Ländern wird Schwangeren Drogenabhängigen zwar der Zugang in Therapieeinrichtungen erleichtert, aber v.a. aus Angst vor Stigmatisierung oft nicht angenommen. Die Angst davor ihr Kind entzogen zu bekommen, wenn sie sich aufgrund einer Abhängigkeit behandeln lassen, hält diese Frauen wohl davon ab (vgl. Brosch in Eisenbach-Stangl, Lentner & Mader, 2005, S. 147).

4.3 Hindernisse zum Zugang zum Suchthilfesystem

Covington (in Gahleitner & Gunderson, 2008, S. 8,9) weist darauf hin, „dass Frauen, die unter Suchtphänomenen leiden, weltweit mit einer Vielzahl ähnlicher Probleme zu kämpfen haben:
- Scham und Stigma
- Körperliche und sexuelle Gewalt
- Probleme in Beziehungen:
  - Angst, die Kinder zu verlieren
  - Angst, den Partner zu verlieren
  - Abhängigkeit von der Zustimmung des Partners zur Behandlung
- Probleme mit der Behandlung:
  - Mangel an Angeboten für Frauen
  - Mangel an Verständnis für die spezifischen Behandlungsbedürfnisse von Frauen
  - lange Wartelisten"

Das Frauen in suchtspezifischen Einrichtungen unterrepräsentiert sind, wird auf vielschichtige Gründe zurückgeführt. Es konnten allerdings einige konkrete Therapiebarrieren identifiziert werden: Gerade die Alkoholabhängigkeit wird bei Frauen ungenügend diagnostiziert, die schlechtere finanzielle Situation der Frauen würde sie in vielen Ländern daran hindern sich in Behandlung zu begeben außerdem wurde ein Mangel an geschlechterspezifischen Angeboten und Betreuungsplätzen für Kinder während der Behandlung festgestellt. Viele Frauen befürchten auch durch eine Behandlung ihr Kind zu verlieren außerdem spielen psychische Faktoren wie Schuldgefühle, Scham und Verleugnung eine Rolle. Auch geschlechterspezifische Stereotypien (gesellschaftliche „moralisierende" Abwertung der Frau als Abhängigkeitskranke) behindern einen Aufnahme in entsprechende Behandlungsprogramme (vgl. Eisenbach-Stangl, Lentner & Mader, 2005, S. 247).

Es ist aber auch erwiesen, dass Frauen die sich in entsprechende Behandlungseinrichtungen begeben, dies mit größerer Motivation tun. Dies wirft die Frage auf, ob Frauen wegen eben dieser Therapiebarrieren unterrepräsentiert sind. Eine andere Überlegung ist, ob Frauen sich wegen ihres Problems eher in eine andere Form der Behandlung begeben, weil sie ihre Erkrankung als Depression oder Angststörung verstehen (vgl. Eisenbach-Stangl, Lentner & Mader, 2005, S. 247).

Als weitere Hindernisse zum Zugang zum Hilfesystem wurde die Stigmatisierung von Frauen erkannt. Das medizinische Personal tritt gegenüber Frauen negativer auf als gegenüber Männern, die die gleiche Alkolproblematik aufweisen. Frauen erfahren beim Beginn einer Behandlung mehr Widerstand seitens Freunden und der Familie, auch sind sie häufiger depressiv. Beziehungen scheinen ebenfalls einen Einfluss auf die Behandlung zu haben, Frauen werden während einer Therapie häufiger geschieden als Männer und unverheiratete Frauen haben eine geringere Rückfallquote als Frauen in festen Beziehungen. Weitere Risikofaktoren können ebenfalls abhängige Partner und eheliche Gewalterfahrungen sein (vgl. Eisenbach-Stangl, Lentner & Mader, 2005, S. 248).

4.3.1 Wie kann der Zugang zum Suchthilfesystem erleichtert werden?

Um den von Covington unter 4.4 beschriebenen Probleme zu entgegnen, sind eine Vielzahl von Maßnahmen notwendig.

Scham und Stigma

Um Scham und Stigma dieser Gruppe von Betroffenen reduzieren zu können, ist Öffentlichkeitsarbeit notwendig. Wenn es gelingen würde, Sucht nicht als schuldhaftes Verhalten und Schwäche der Persönlichkeit zu sehen, sondern als ernste Erkrankung, die eben nicht nur aus dem Konsum besteht, sondern vielschichtige Ursachen hat, wäre das Bekennen zu dieser Krankheit und das Annehmen von Hilfe wesentlich leichter. Auch die spezielle Stigmatisierung von Frauen und den damit verbundenen Vorurteilen wie z.B. Abhängige sind schlechte Mütter oder das Jugendamt würde dann die Kinder entziehen, wenn sie sich in Behandlung begeben müssen ausgeräumt werden, um den Zugang zum Suchthilfesystem zu erleichtern.Frauen wären dann in der Lage sich schon früher Hilfe zu holen und evtl. Schlimmeres zu vermeiden.

Körperliche und sexuelle Gewalt

Frauen, die traumatische Erfahrungen gemacht haben, muss in erster Linie vermittelt werden, dass sie in den diversen Einrichtungen sicher sein können. Es muss transportiert werden, dass sie selbst entscheiden können, welche Themen sie in der Behandlung ansprechen wollen und das mit ihnen gemeinsam an Strategien gearbeitet werden kann, die sie benötigen um die Folgen ihres Traumas auch ohne Suchtmittel bewältigen zu können.

Probleme in Beziehungen

–Angst, die Kinder zu verlieren

Wie oben beschrieben, müssten die bestehenden Vorurteile ausgeräumt werden. Außerdem könnten die Betroffenen darüber informiert werden, dass nur die Diagnose Abhängigkeitserkrankung nicht ausreicht um das Sorgerecht zu entziehen. Unterstützende Maßnahmen von Seiten des Jugendamtes in Form von Familienhilfe usw. könnten erläutert werden. So könnten Ängste abgebaut und die Hilfen tatsächlich in Anspruch genommen werden.

-Angst den Partner zu verlieren, Abhängigkeit von der Zustimmung des Partners zur Behandlung

In diesen Fällen müssten auch die Partner mit in eine Behandlung einbezogen werden. Dazu würde gehören, sie bezüglich der Erkrankung aufzuklären, ein Verständnis dafür zu schaffen und zu lernen, wie sie ihre Partnerin unterstützen können. Aber auch Hilfestellungen für den Partner sind wichtig, z.B. die Aufklärung über Angehörigengruppen um Erfahrungen auszutauschen und sich selbst Hilfe holen zu können.

Aus den oben genannten Punkten ergibt sich das Problem, dass sie auftreten, bevor die Betroffenen Zugang zum Suchthilfesystem haben. Es nutzt also wenig, diese Maßnahmen in unserer Arbeit auf Station zu berücksichtigen. Vielmehr müssten diese Informationen an andere Einrichtungen vermittelt werden, die dann die Frauen darüber aufklären. Dazu könnten z.B. Allgemeinkrankenhäuser zählen, da diese zum Anlaufpunkt werden könnten, wenn betroffene Frauen dort wegen anderer Erkrankungen oder weil sie ihre Probleme auf andere Ursachen zurückführen, behandelt werden. Auch das Diagnostizieren der Abhängigkeit oder zumindest der Verdacht darauf, könnte oft in den Händen von niedergelassenen oder an Krankenhäusern tätigen Ärzten liegen.

<u>4.4 Stationäre Behandlung: Welche Angebote für Frauen sind sinnvoll und wie können diese umgesetzt werden?</u>

4.4.1 Die Haltung der Mitarbeiter

Da bekannt ist, dass medizinisches Personal negativer auf Frauen mit einer Abhängigkeitsproblematik reagiert als auf Männer mit der gleichen Problematik, ist es wichtig sich diese Tatsache bewusst zu machen und sein Handeln immer wieder zu reflektieren. Dazu könnten z.B. Supervisionen genutzt werden. Ein vorurteilsfreies und empathisches Zugehen auf die Betroffenen kann die Beziehung fördern.

Hildegard E. Peplau (1995, S. 42) beschreibt, „Im Sinne der Persönlichkeitsentfaltung macht es für den Patienten im Ergebnis einen erheblichen Unterschied, was die Pflegekraft empfindet, wenn sie anderen hilft." Wenn Krankheit als eine Lernerfahrung begriffen und der Bedarf nach Aufklärung berücksichtigt wird, kann der Mensch Gesundheit erfahren, ohne nur von seinen Symptomen geheilt zu werden (vgl. Peplau, 1995, S. 43, 44)

Dadurch wird deutlich, wie wichtig die Haltung gegenüber den Betroffenen ist und wie viel Einfluss wir dadurch nehmen können. Die Betroffenen werden spüren, wenn man etwas sagt, aber es nicht wirklich so meint, dies wird sich natürlich dann auch auf die Beziehung auswirken.

Empowerment in der Suchtarbeit:
Andreas Knuf beschreibt in seinem Buch „Empowerment in der psychiatrischen Arbeit" Schritte, die für einen Gesundungsprozess erforderlich sind.

1. Phase: Verzweiflung
Der Mensch ist in seinem Leiden gefangen, fühlt sich hoffnungslos und verzweifelt. Er erlebt sein Leben nicht als sinnvoll und ist sozial isoliert.

2. Phase: Erwachen
Der Betroffene bekommt eine Ahnung davon, dass es auch anders sein könnte. Es entstehen Zweifel daran, ob das Leiden für immer so bleiben muss.

3. Phase: Erkenntnis, dass Gesundung möglich ist
Aus der vagen Erkenntnis in Phase zwei wird nun eine konkrete und sichere Überzeugung. Es werden erste Veränderungsschritte unternommen, die Gedanken des Betroffenen werden positiver und hoffnungsvoller, es wird wieder mehr Kontakt zu Menschen in der Umgebung aufgenommen.

4. Phase: Umsetzung
Es wird erprobt, wie Einfluss auf die psychischen Schwierigkeiten genommen werden kann und verstärkt nach positiven sozialen Kontakten gesucht.

5. Phase: Entschiedenes Engagement für die eigene Gesundheit
Es festigt sich die Überzeugung, dass Gesundung nicht nur möglich ist, sondern auch geschehen wird. Es gibt stabile Kontakte zur Umwelt und das Selbstwertgefühl ist gestiegen.

6. Phase: Wohlbefinden und Empowerment
Der Betroffene hat ein positives Selbstgefühl, er kann bestehende Krisen akzeptieren und fühlt sich ihnen nicht mehr ausgeliefert. Er kann sein Leben wieder als sinnhaft erleben.
(vgl. 2006, S. 13,14)

Außerdem beschreibt er, dass die Überzeugung, dass Gesundung möglich ist, nicht am Anfang des Gesundungsweges stehen kann. Erst durch im Laufe der Zeit gesammelten Erfahrungen kann diese Überzeugung gefestigt werden (vgl. Knuf, 2006, S. 14).

So können Rückfälle auch als ein Teil des Genesungsweges gesehen werden. In meiner Arbeit habe ich immer wieder erlebt, dass Betroffene der Überzeugung waren, sie könnten nach einer Zeit der Abstinenz wieder kontrolliert konsumieren, auch wenn die auf die Risiken dieses Verhaltens hingewiesen wurden. Wenn jemand dies aber ausprobiert hat und selbst erfährt, dass er früher oder später wieder die Kontrolle über den Konsum verliert, entscheidet er sich vielleicht anders, orientiert sich an einem abstinenten Leben. So hätte er doch, durch eine auf den ersten Blick negative Erfahrung, dem Rückfall, etwas entscheidendes für den weiteren Umgang mit seiner Erkrankung gelernt. Deswegen wäre es in solchen Situationen wichtig dem Betroffenen das Gefühl zu vermitteln, dass er trotz dem Rückfall einen wichtigen Schritt getan hat, seine Chancen auf Genesung deswegen keinesfalls gesunken sind. Die Vermittlung des Gefühls, dass er eben nicht nach den Empfehlungen des Teams gehandelt, und somit einen vermeidbaren Fehler begangen hat, wären wahrscheinlich sowohl für die Beziehung als auch für das Selbstwertgefühl sehr schädlich.

Betroffene beschreiben, dass **Hoffnung** für sie auf ihrem Genesungsweg etwas sehr wichtiges ist. Wenn jemand keine Hoffnung auf Veränderung hat, wird er nicht handeln. Betont wurde, dass Personen im Umfeld, die an die Betroffenen glauben und die Hoffnung nicht verlieren eine Art „stellvertretende Hoffnung" vermitteln konnten. Deswegen ist es für Fachleute wichtig zu wissen, dass ihre Hoffnung für den Betroffenen wichtig ist und des es Auswirkungen haben wird, wenn sie diese aufgeben (vgl. Knuf, 2006, S. 15).
Dieses Gefühl der Hoffnung vermitteln zu können, ist auch eine Frage der Haltung der Mitarbeiter. Gerade bei langjährig Abhängigen, die sich schon mehrfach in Behandlung begeben haben, macht sich unter den Fachleuten oft ein Gefühl der Resignation breit, das Gefühl schon alles probiert zu haben. Hierbei ist es wichtig sich immer wieder selbst zu reflektieren, sich bewusst zu machen welchen Einfluss diese Haltung auf die Behandlung haben kann und zu überlegen wie man diese zum Positiven verändern kann. In den meisten Fällen sind doch bei genauerer Betrachtung Veränderungen zu erkennen, man kann eine Entwicklung sehen und damit auch die Sinnhaftigkeit seiner Arbeit.

Gerade für abhängige Frauen, die unter oft wenig selbstbestimmt leben und auch durch ihr Suchtmittel reglementiert werden wäre es wichtig **Selbstbestimmung** erleben zu können. Dies wird aber oft durch die strengen Regelungen auf Stationen behindert. Gerade in der Arbeit mit Suchtkranken werden eben diese Regeln als sehr wichtig eingeschätzt, da ihnen durch ihren Lebensstil abgesprochen wird, sich sozial angepasst verhalten zu können und selbst die Verantwortung für ihr Leben zu übernehmen. Jemand, der von einem Suchtmittel abhängig ist ist dadurch häufig schon in den alltäglichen Dingen eingeschränkt. So kann es für jemanden, der vielleicht schon jahrelang immer nach ein paar Stunden Schlaf durch einen beginnenden Entzug aufwacht, eine gute Erfahrung sein, nach abgeschlossenen körperlichen Entzug wieder ausschlafen zu können. Dieses Verhalten wird aber oft eher als Beweis dafür gesehen, dass der Betroffene nicht in der Lage ist, den Tag-Nacht-Rhythmus einzuhalten und den Tag sinnvoll zu strukturieren. Natürlich könnte dies auch eine Begründung sein, daher ist es wichtig, solche Themen mit dem Einzelnen zu besprechen und evtl. die Stationsregeln hinter die persönlichen Bedürfnisse des Betroffenen zu stellen. Natürlich werden dadurch Befürchtungen wach werden, dass es ein einziges Chaos auf Station geben würde, wenn „jeder machen könnte was er wolle". Aber ich bin sicher, dass es, außer dem oben genannten Beispiel, eine Vielzahl, für den Betroffenen wichtiger Ansatzpunkte gibt, die das Erlernen und die Umsetzung von Selbstbestimmung fördern können ohne gleich den Rahmen einer stationären Behandlung zu sprengen.

Auch eine Ressourcenorientierung ist für die Betroffenen sehr wichtig. In vielen Fällen werden vor allem die Defizite wahrgenommen, da diese auch zur Aufnahme geführt haben. Aber es ist sehr wichtig auch zu betrachten, welche Fähigkeiten ein Mensch hat und der Betroffenen zu helfen diese wahrzunehmen und einzusetzen, da diese schließlich zur Lösung seines Problems führen können (vgl. Knuf, 2006, S. 17,18).

4.4.2 Strukturelle Maßnahmen
Es gäbe einige strukturelle Maßnahmen, die den Frauen in der stationären Behandlung Erleichterung verschaffen könnten.
Sinnvoll wären geeignete Betreuungsangebote für Kinder, damit die Mutter auch eine stationäre Behandlung in Anspruch nehmen kann. Auch die Möglichkeit einer Mitaufnahme der Kinder könnte hier sinnvoll sein. So könnten auch die Kinder, die ja selbst eine Risikogruppe darstellen, von geeigneten Maßnahmen profitieren und die Bindung zwischen Mutter und Kind gefördert werden.

4.4.3 Maßnahmen der Pflege
Laut dem Krankenpflegegesetz (Bundesministerium der Justiz, 2004) ist die Pflege „unter Einbeziehung präventiver, rehabilitativer und palliativer Maßnahmen auf die Wiedererlangung, Verbesserung, Erhaltung und Förderung der physischen und psychischen Gesundheit der pflegenden Menschen auszurichten" und die Ausbildung für die Pflege soll insbesondere dazu befähigen, „Beratung, Anleitung und Unterstützung von zu pflegenden Menschen und ihrer Bezugspersonen in der individuellen Auseinandersetzung mit Gesundheit und Krankheit" eigenverantwortlich auszuführen und „interdisziplinär mit anderen Berufsgruppen zusammenzuarbeiten und dabei

multidisziplinäre und berufsübergreifende Lösungen von Gesundheitsproblemen zu entwickeln".

Spezielle Maßnahmen für schwangere Betroffene:
Ist eine Frau in Bezug auf die Entgiftung ambivalent, kann es sinnvoll sein sie auf den Nutzen hinzuweisen, der sich daraus für sich selbst, aber auch für ihr Kind ergibt. Regelmäßige Gynäkologische Untersuchungen während der stationären Behandlung wären möglich. Es wäre die Möglichkeit gegeben, Informationen bezüglich der Schwangerschaft und der Geburt zu vermitteln, außerdem könnte eine geeignete Entbindungsmöglichkeit gemeinsam besichtigt werden. Wenn von Anfang an darauf geachtet wird, das das Krankenhaus auch die Möglichkeit hat das Kind zu behandeln, kann vermieden werden, dass Mutter und Kind nach der Entbindung in verschiedenen Krankenhäusern liegen. Durch die Möglichkeit des Kontaktes kann die Bindung gefördert werden. Es könnten Strategien entwickelt werden, die restliche Schwangerschaft ohne Beikonsum zu beenden, z.B. in Form eines Notfallkoffers bei Suchtdruck. Auch könnten Kontakte geknüpft werden, die der Mutter nach der Entbindung hilfreich sind, z.B. in Form einer Familienhebamme oder durch frühe Hilfen des Jugendamtes. Durch Begleitung zu solchen Terminen könnten Ängste abgebaut werden, und so die Chance erhöht werden, dass die Hilfen auch nach der Entbindung tatsächlich in Anspruch genommen werden.
„Eine ... Studie zeigte, dass zwei Drittel der befragten Frauen bereits vom Fetalen Alkoholsyndrom gehört hatten, dass aber 70% darunter eine Alkoholabhängigkeit des Neugeborenen verstanden" (de Cordoba, Bäwert & Fischer zitieren in Eisenbach-Stangl, Lentner & Mader Williams et al., 2005, S. 246). Dies zeigt, dass es auch in diesem Bereich noch die Notwendigkeit zur Aufklärungsarbeit gibt. Natürlich wäre es am besten, diese Informationen schon vor einer Schwangerschaft zu vermitteln, aber auch während dessen ist eine Veränderung des Konsumverhaltens noch mit positiven Auswirkungen für das Kind verbunden.

Spezielle Maßnahmen für betroffene Mütter:
Wenn sich abhängige Mütter in stationäre Behandlung begeben, deren Kinder noch bei ihnen leben, kann man überlegen, welche Art der Unterstützung für sie hilfreich sein könnte.
Das Jugendamt bietet eine Vielzahl früher Hilfen für Eltern mit Belastungs- und Risikofaktoren in Form von Beratung bei individuellen Problemen, Mutter-Kind-Gruppen, Elternkurse usw. an. Außerdem wäre eine Vermittlung zu anderen Fachstellen möglich,

z.B. einem Kinderarzt oder Kinder- und Jugendpsychiater über das Gesundheitsamt (vgl. www.uniklinik-ulm.de, 2010). Durch die Aufklärung solcher Möglichkeiten könnten Ängste vor dem Jugendamt abgebaut werden, da viele Frauen befürchten, sie könnten ihr Kind verlieren. Um über die Angebote des Jugendamtes und sonstiger daran beteiligter Institutionen auf dem laufenden zu bleiben, könnte eine Teilnahme an regionalen Runden Tischen oder Arbeitskreisen zum Thema „Frühe Hilfen" organisiert werden.

Bei Frauen, deren Kinder nicht mehr bei ihnen leben, müssten regelmäßige Kontakte gefördert werden. Zum Beispiel könnte man mit den Frauen besprechen, wie sie Besuchskontakte wahrnehmen können und welche Strategien sie erlernen können, um mit dieser belastenden Situation umgehen zu können.

Denkbar wäre auch Kontakt zu regionalen Jugendämtern herzustellen und diese zu Informationsveranstaltungen auf Station einzuladen. Dadurch könnten Betroffene unverbindlich an Informationen kommen, Fragen stellen und sich selbst entscheiden, ob sie diese Hilfen in Anspruch nehmen möchten.

<u>Spezielle Maßnahmen für traumatisierte Betroffene:</u>

Für Traumatisierte ist ein wichtiges Ziel ihnen Sicherheit zu vermitteln. Dies kann durch verschiedene Maßnahmen erreicht werden.

Generell sollte dafür gesorgt werden, dass körperliche Untersuchungen von einer Ärztin durchgeführt werden. Bei einer Aufnahmeuntersuchung gehört es zur Routine, dass Herz und Lunge abgehört werden. Allerdings kann es für eine traumatisierte Frau ein großes Problem sein, wenn sie vor einem männlichen Arzt dazu ihr T-Shirt ausziehen soll. Davon ausgenommen sind natürlich vitale Notfälle, da es in einer solchen Situation evtl. zu lange dauern würde eine Ärztin zu finden und hierbei die Rettung des Lebens im Vordergrund steht. Eine weitere Maßnahme, die ich aber von allen Stationen der Klinik für Suchttherapie und Entwöhnung im Hause so kenne, ist, dass Leibesvisitationen oder die Abgabe von Urinkontrollen unter Aufsicht bei Frauen immer von weiblichen Personal durchgeführt werden.

Außerdem muss darauf geachtet werden, dass sowohl die Grenzen der PatientInnen untereinander als auch die Grenzen zwischen Personal und Patientinnen eingehalten werden. Dazu gehört, dass jede Art von körperlicher, sexueller und emotionaler Belästigung oder Misshandlung unterbunden werden muss (vgl. Corvington in Gahleitner & Gunderson, 2008, S. 32).

Man könnte auch das Gefühl von Sicherheit erhöhen, wenn man den Frauen die Möglichkeit geben würde ihre Zimmer abzuschließen. Wenn eine Frau ängstlich auf

Geräusche auf Station reagiert oder sich vor anderen Patienten fürchtet, so könnte sie doch wenigstens sicher sein, dass niemand in ihr Zimmer gehen kann, während sie z.B. schläft. Natürlich müsste das Personal einen Schlüssel besitzen um, falls notwendig, das Zimmer trotzdem betreten zu können. Dies könnte man mit ihr besprechen, auch, dass weiterhin regelmäßige Kontrollen durchgeführt werden, aber kein anderer Patient in ihr Zimmer kommen kann.

Für Frauen, die sich noch ein einem Umfeld befinden, in dem sie Gewalt ausgesetzt sind, ist es sinnvoll Maßnahmen zu besprechen um dieses verlassen zu können. So könnten Informationen über Frauenhäuser sinnvoll sein oder das Herstellen von Kontakt z.B. zum Weißen Ring. Auch könnte in Zusammenarbeit mit dem Sozialdienst z.B. ein Auszug aus der gemeinsamen Wohnung mit den gewalttätigen Partner geplant werden. Dazu könnte gehören, eine eigene Wohnung oder Übergangsmöglichkeit zu finden, Anträge auf finanzielle Unterstützung, z.B. beim Arbeitsamt zu stellen und den Umzug dann auch zu planen.

Hermann beschreibt selbstberuhigende Maßnahmen als einen wichtigen Teil der Behandlung, um mit traumabedingten Leiden besser umgehen zu können. Aufgabe der Pflege wäre es hier, diese Techniken zu vermitteln und den Einsatz mit der Betroffenen im Alltag zu erproben. Dazu könnte die Progressive Muskelentspannung nach Jacobson zählen, aber auch der Einsatz von Aromapflege, Gedankenumlenkungsstrategien und Skills.

Ein Angebot in Form einen Frauengruppe auf Station würde den Betroffenen die Möglichkeit geben über die Probleme zu sprechen, die sich durch ihr Trauma ergeben. Eine Bearbeitung des Traumas selbst wäre hier fehl am Platz. Diese Gruppe würde in erster Linie dazu dienen, dass sich Frauen über Auswirkungen des Traumas und deren Bewältigungsstrategien austauschen und so voneinander lernen können.

Auch die Vermittlung in ein 12-Schritte-Programm der Anonymen Alkoholiker oder der Narcotics Anonymus kann begonnen werde. Für unsichere oder ängstliche Frauen könnte eine Begleitung zu öffentlichen Meetings sinnvoll sein. So könnten sie sich ein Bild machen und die Teilnehmer kennen lernen, müssten sich aber nicht alleine dieser Situation stellen.

<u>Generelle Maßnahmen:</u>

Unter die präventiven Aufgaben der Pflege fiele auch eine Beratung weiblicher Abhängigkeitserkrankter darüber beinhalten, dass auch, wenn während dem Konsum keine Menstruation mehr einsetzt, die Möglichkeit einer Schwangerschaft besteht und die

Aufklärung darüber, dass wenn diese nicht gewünscht ist, trotzdem geeignete Verhütungsmaßnahmen zu treffen sind.

Ebenso wäre eine Aufklärung über Erkrankungen, die über sexuellen Kontakt (gerade bei Betroffenen, die der Prostitution nachgehen) oder über das Teilen von Spritzenbesteck übertragbar sind teil dieser Aufgabe. Sicherlich sind viele der Betroffenen darüber schon informiert, aber gerade bei sehr jungen Frauen, die sich vielleicht das erste Mal in eine Behandlung begeben, könnten hier noch Wissenslücken vorhanden sein.

Die unter 4.5.1 beschriebene Hoffnung, kann als konkrete Maßnahme dadurch gefördert werden, dass Kontakte zu Selbsthilfegruppen ermöglicht werden, z.B. durch regelmäßige Treffen auf Station oder das Ermöglichen der Teilnahme an Treffen in der Umgebung des Krankenhauses. So kann ein Austausch über möglicherweise für die Genesung wichtige oder hilfreiche Strategien gefördert werden. Noch konsumierende Abhängige können an abstinent Lebenden sehen, dass dies ein erreichbares Ziel ist und so für sich neue Hoffnung schöpfen.

Um die oben beschriebene Haltung zu festigen und sich aktiv damit auseinander zu setzten, wie man über die Betroffenen denkt und dadurch letztendlich auch spricht, wäre eine Übergabe mit dem Patienten sinnvoll. So könnte z.B. die Übergabe der Frühschicht an den Spätdienst im Beisein des Patienten geschehen. Zum einen wäre dadurch eine andere Einschätzung möglich, da der Betroffene selbst z.B. die Ausführungen der Pflegenden bestätigen oder ergänzen könnte, zum anderen wären die Übergaben dann weniger wertend, man würde sich viel mehr über objektiv beobachtbare Auffälligkeiten unterhalten. Der Spätdienst hätte dadurch außerdem die Möglichkeit Neuaufnahmen direkt kennen zu lernen und könnte sich ein Bild über das momentane Befinden der Einzelnen machen. Natürlich kann es in Einzelfällen etwas geben, worüber man nicht vor dem Patienten sprechen kann, z.B. der Verdacht auf eine Erkrankung, der aber erst bestätigt werden soll, bevor er besprochen wird. In diesen Fällen sollte eine Vorbesprechung stattfinden, die aber nicht die eigentliche Übergabe ersetzten sollte.

Es wäre sinnvoll in Zusammenarbeit mit dem Sozialdienst zu besprechen welche Form der weiteren Behandlung für die einzelne Betroffene denkbar ist. So könnte die Einschätzung der Pflege miteinbezogen werden, wenn es darum geht eine geeignete Einrichtung für eine Langzeittherapie zu finden. Frauen, die sexuelle Gewalt erfahren haben oder sich prostituiert haben, könnten so in eine reine Fraueneinrichtung vermittelt werden, um dort auch diese Themen nicht vor Männern ansprechen zu müssen und sich vor weiteren Übergriffen geschützt fühlen zu können. Dies würde aber von der Pflege verlangen, sich über die Angebote der einzelnen Einrichtungen zu informieren und zu wissen, wo welche Schwerpunkte gesetzt werden um sich ein Bild davon machen zu können, wovon die Betroffene am ehesten profitieren könnte.

Da sich, wie in 4.3 beschrieben Frauen oft Hilfe hohlen, wenn sie unter sozialen oder medizinischen Problemen leiden, ist es wichtig, diese in die Behandlung mit einzubeziehen. Dazu würde die Diagnostik, und Behandlung medizinischer Probleme gehören, sowie die Aufklärung darüber und den Umgang damit. Die sozialen Probleme könnten sehr vielschichtig sein. Zum Beispiel könnte die Bewältigung beruflicher Probleme notwendig sein um finanzielle Unabhängigkeit von Partner, Eltern oder sonstigen Personen erreichen zu können.

„Die Selbstmordrate ist bei AlkoholkerInnen um das 13fache höher als bei NichtalkoholkerInnen" (Eisenbach-Stangl, Lentner & Mader, 2005, S. 121).
Deswegen wäre es sinnvoll bei der Aufnahme mit Hilfe eines Assessments die Basissuizidalität festzustellen. Hierzu könnte der Nurses Global Assessment of Suicide Risk (NGASR) verwendet werden. Wenn sich hieraus ein erhöhtes Risiko ergibt, kann anhand des Suicide Status Form II die subjektive Suizidalität gemessen werden und entsprechende Maßnahmen eingeleitet werden.

Frühzeitig Kontakt zu einer Suchberatungsstelle herzustellen, die auch ein frauenspezifisches Angebot macht kann sinnvoll sein, damit die Frauen auch nach der Entlassung einen Anlaufpunkt haben. So könnten sie im Hilfesystem verbleiben und bei eventuellen Krisen schneller reagiert werden.

Gerade für Frauen, die bisher noch keinen Kontakt zum Suchthilfesystem hatten könnte es sinnvoll sein eine Online-Beratung anzubieten. So hätten sie die Möglichkeit sich anonym und von bestimmten Tageszeiten unabhängig zu informieren. Dadurch könnten Gründe, die sonst den Zugang zum Hilfesystem behindern umgangen werden. Dieses Angebot könnte Informationen zur Erkrankung und zu Behandlungsangeboten beinhalten, aber auch einen ersten Kontakt möglich machen um so eventuelle Ängste abzubauen.

Um Vertrauen aufbauen zu können und eventuelle schwierige Themen nicht verschiedenen Personen besprechen zu müssen wäre das Modell der Bezugspflege sinnvoll. Im Rahmen regelmäßiger Gespräche könnten so Maßnahmen gemeinsam erarbeitet, in den Alltag transferiert und auf Umsetzbarkeit bzw. Wirksamkeit überprüft werden.

5. Frauenspezifische Prävention

Vogt (vgl. www.praevention.at, 2009) weist darauf hin, dass die Daten zum Alkoholkonsum und zum Rauchen bei Frauen und Mädchen belegen, dass die Präventionsbotschaften bei den 10-18jährigen nicht ankommen und das eine auf Frauen und Mädchen ausgerichtete Prävention notwendig wäre.

Das Büro für Suchtprävention in Hamburg (www.praevention.at, 2009) definiert Inhalte die dabei zu berücksichtigen wären:

• Die Auseinandersetzung mit dem gesellschaftlichen Schönheits- und Frauenideal

• Erleben und Wahrnehmen des eigenen Körpers

• Wahrnehmung und Umgang mit eigenen Gefühlen

• Nähe und Distanz, Grenzen setzten

• Macht und Ohnmacht

• Eroberung von Räumen

• Anpassen und Auflehnen

• Wünsche, Träume, Phantasien

Das Ziel der Präventionsprogramme ist es, den Einfluss von Risikofaktoren zu reduzieren und den Einfluss der Schutzfaktoren für den Substanzkonsum bei Jugendlichen zu erhöhen. Dies beinhaltet auch eine Unterstützung der Bearbeitung von Entwicklungsaufgaben. Während traditionelle Präventionsansätze Wissensvermittlung und alternative Beschäftigungsprogramme beinhalten, legt der Life-Skills-Ansatz den Fokus auf die Förderung allgemeiner Lebenskompetenzen und damit auf die Persönlichkeitsentwicklung. Die Kombination aus Wissen, Einstellungen, Werten auf der einen Seite, allgemeiner Lebenskompetenz auf der anderen und Verhaltensbekämpfung bzw. -änderung führt zu einem positiven Gesundheitsverhalten. Die World Health Organization (WHO) definiert Life Skills als Fähigkeiten und Fertigkeiten, die Kinder und Jugendliche befähigen, effektiv mit altersadäquaten Herausforderungen und Aufgaben des täglichen Lebens umgehen zu können. Dazu gehören Entscheidungsfähigkeit, kreatives Denken, kommunikative Fähigkeiten, Selbstwahrnehmung, Stressbewältigung,

Problemlösen, kritisches Denken, zwischenmenschliche Beziehungen, Empathie und der Umgang mit Emotionen. Es sind kurz- und langfristige Effekte dieser Prävention auf den Substanzkonsum nachgewiesen, jedoch wurde kaum auf die geschlechtsspezifischen Unterschiede untersucht. Die wenigen Studien die dies taten, weisen aber darauf hin, dass Mädchen tendenziell mehr von dieses Programm profitierten als Jungen (Weichold, 2009).

6. Fazit

Diese Facharbeit soll auf keinen Fall den Eindruck vermitteln, dass Abhängigkeitserkrankungen bei Frauen „schlimmer" seien als bei Männern. Es geht hierbei nicht um eine Wertung, sondern darum, die genderspezifischen Probleme deutlich zu machen und sie in der täglichen Arbeit zu berücksichtigen.

Nachdem ich mich nun ausführlich mit diesem Thema beschäftigt habe, finde ich es wichtig, dass man sich in seiner täglichen Arbeit bewusst macht, welche frauenspezifischen Probleme es gibt und wie diese evtl. das Leben der Betroffenen beeinflussen. Vor dem Hintergrund dieser Tatsachen kann ein vielleicht auf den ersten Blick nicht nachvollziehbares Verhalten Sinn machen und das Verständnis dafür erhöht werden. Natürlich hat nicht jede dieser Frauen die oben beschriebenen Probleme, allerdings muss man auch davon ausgehen, dass manche Erfahrungen aus Scham, wegen Schuldgefühlen oder aus sonstigen Gründen verschwiegen werden.

Einer der für mich wichtigsten Punkte ist die Haltung der Mitarbeiter gegenüber den Betroffenen. Es muss jedem Einzelnen bewusst sein, wie viel Einfluss er auf das Befinden und auch die Behandlung nehmen kann, indem er ihm entweder ablehnend oder wertschätzend entgegentritt.

Die Liste der speziellen Maßnahmen die für Frauen sinnvoll sein könnten ist keinesfalls abschließend. Es wäre nötig die praktische Arbeit weiterhin zu reflektieren, Probleme ausfindig zu machen und daraus weitere Maßnahmen zu entwickeln. Dadurch könnte eine bedarfsgerechtere Pflege erreicht werden, mit dem Ziel die Behandlung effektiver zu machen.

Auch die Prävention ist ein wichtiger Punkt wenn es um Abhängigkeiten bei Mädchen und Frauen geht. Wenn man schon im Jugendalter das Selbstwertgefühl stärkt, die Mädchen lernen, wie sie Einfluss auf ihr Leben nehmen können und ein unabhängiges Leben führen, so kann den genderspezifischen Risiken zum Einstieg in die Sucht entgegengewirkt werden.

Natürlich gibt es auch für Männer spezifische Probleme die zu einer Abhängigkeit führen können, eine andere Verarbeitung von traumatisierenden Ereignissen und einen anderen Umgang mit einer bestehenden Abhängigkeitserkrankung. Deswegen wäre ein Ansatz der speziell dies berücksichtigt sicher auch für diese Gruppe sinnvoll.

7. Quellenverzeichnis:

- Bilden H, Dausien (Hrsg.) (2006) Sozialisation und Geschlecht. Theoretische und methodologische Aspekte. Opladen: Budrich

- Bundesministerium für Justiz (2004) Gesetz über die Berufe in der Krankenpflege (Krankenpflegegesetz KrPflG) http://www.gesetze-im-internet.de/bundesrecht/krpflg_2004/gesamt.pdf Zugriff am 16.12.2011

- Eisenbach-Stangl I, Lentner S, Mader R (Hg.) (2005) Männer Frauen Sucht. Wien: Facultas

- Evangelischer Verein Sonnenhof (2007) Becker-Klingler, G http://www.ev-sonnenhof.de/was-sind-fasd.html Zugriff am 23.11.2011

- Gahleitner S, Gunderson C (Hg.) (2008) Frauen. Trauma. Sucht. Neue Forschungsergebnisse und Praxiserfahrungen Kröning: Asanger

- Hessenauer F (2010) Richtlinien der Bundesärztekammer zur Durchführung des substitutionsgestützten Behandlung Opiatabhängiger. Deutsches Ärzteblatt 11: 511-516 http://www.aerzteblatt.de/v4/archiv/pdf.asp?id=70048

- Institut für Suchtprävention (2009) Schrattenecker, A, Witzmann-Werthner, B http://www.praevention.at/upload/documentbox/Schrattenecker.pdf

- Institut für Suchtprävention (2009) Weichold, K http://www.praevention.at/upload/documentbox/Weichold.pdf

- Institut Suchtprävention (2009) Vogt, I http://www.praevention.at/upload/documentbox/Vogt.pdf

- Knuf A (2006) Empowerment in der psychiatrischen Arbeit. Bonn: Psychiatrie-Verlag

- Merfert-Diete C, Soltau R (Hg.) (1984) <u>Frauen und Sucht. Die alltägliche Verstrickung in Abhängigkeit.</u> Reinbek: Rowohlt

- Nagel M, Siedentopf J <u>Schwangerschaft-Sucht-Hilfe. Ein Leitfaden zum Casemanagement.</u> Charité Campus Virchow-Klinikum

- Peplau H (1995) <u>Interpersonelle Beziehungen in der Pflege. Ein konzeptueller Bezugsrahmen für eine psychodynamische Pflege.</u> Basel: Recom

- Schay P, Liefke I (2009) <u>Sucht und Trauma. Integrative Traumatherapie in der Drogenhilfe.</u> Wiesbaden: Verlag für Sozialwissenschaften

- Singerhoff L (2002) <u>Frauen und Sucht.</u> Weinheim und Basel: Beltz

- <u>Universitätsklinikum Ulm (2010)</u>
http://www.uniklinik-ulm.de/fileadmin/Kliniken/Kinder_Jugendpsychiatrie/Guter_Start/Landkreis_Karlsruhe.pdf
Zugriff am 10.12.2011

- <u>VIVID Fachstelle für Suchtprävention</u> (2007) Müller W, Schmölzer G
http://www.vivid.at/_pdf/4794a9cd69638.pdf Zugriff am 23.11.2011